DE
LA GINGIVITE

DES FEMMES ENCEINTES

ET DE SON TRAITEMENT

PAR

A. PINARD

Professeur agrégé, Accoucheur des Hôpitaux

ET

D. PINARD

Successeur de **VERDIER**, Médecin Dentiste

18, RUE LAFFITTE, 18

4ᵉ Édition

PARIS

LIBRAIRIE OCTAVE DOIN

PLACE DE L'ÉCOLE-DE-MÉDECINE, 2, RUE ANTOINE-DUBOIS

1886

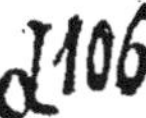

DE
LA GINGIVITE

DES FEMMES ENCEINTES

ET DE SON TRAITEMENT

PAR

A. PINARD

Professeur agrégé, Accoucheur des Hôpitaux

ET

D. PINARD

Successeur de **VERDIER**, Médecin Dentiste

18, RUE LAFFITTE, 18

4e Édition

PARIS

LIBRAIRIE OCTAVE DOIN

PLACE DE L'ÉCOLE-DE-MÉDECINE, 2, RUE ANTOINE-DUBOIS

1886

DE

LA GINGIVITE

DES FEMMES ENCEINTES

ET DE SON TRAITEMENT

Parmi les modifications si nombreuses et si variées imprimées à l'organisme maternel par le fait de l'imprégnation et consécutivement de la gestation, il en est une qui jusqu'à présent a échappé presque complètement à l'attention des observateurs et qui cependant, envisagée au point de vue de sa fréquence et surtout de ses conséquences, mérite d'être étudiée plus attentivement : nous voulons parler de la gingivite des femmes enceintes.

Depuis bien longtemps, les accoucheurs avaient observé et noté pendant la grossesse des troubles divers portant sur les organes de la mastication ; mais ils n'ont guère insisté que sur l'odontalgie, fréquente, il est vrai, chez les femmes enceintes même en dehors de toute carie, et qu'ils rattachaient aux perturbations de l'innervation. Quant à l'affection qui nous occupe, elle a été à peu près méconnue, excepté par quelques auteurs que nous aurons du reste l'occasion de citer dans le cours de cet article.

L'un de nous, placé dans un milieu favorable, c'est-à-dire ayant l'occasion d'examiner chaque jour un certain nombre de femmes enceintes, fut frappé d'entendre souvent ces dernières dire que la mastication leur était devenue difficile, douloureuse, que leurs gencives saignaient très souvent, que leurs dents remuaient, etc.

Dès lors l'observation, dirigée de ce côté, fit reconnaître que chez presque toutes les femmes enceintes, les gencives sont le siège de phénomènes morbides plus ou moins accusés. Voici ce qu'on observe le plus souvent : au point de vue anatomo-pathologique, les gencives, au niveau des deux maxillaires, sont plus rouges, plus congestionnées qu'à l'état normal ; elles sont tuméfiées, la saillie du bord libre, interdentaire surtout, exagère l'aspect festonné normal et recouvre une partie de chaque dent. Ce bourrelet gingival nous a paru être plus accusé au niveau de la partie antérieure ou convexe des deux maxillaires qu'au niveau des molaires. La moindre pression exercée au niveau de la tuméfaction détermine de petites hémorrhagies. A un degré plus avancé, les dents ont perdu de leur solidité ; il devient plus facile de leur imprimer des mouvements appréciables, et quelquefois, semblant obéir à une pression qui s'exercerait de bas en haut, leur bord libre devient plus saillant que celui des autres dents ; enfin, elles sont spontanément expulsées de leur loge alvéolaire, ainsi que nous en avons vu plusieurs exemples.

Au point de vue fonctionnel : la mastication est d'abord gênée et devient d'autant plus pénible, plus difficile, que les lésions sont plus profondes. L'écoulement du sang est plus ou moins marqué ; la douleur est rarement vive, et en tout cas ne ressemble nullement à celle ressentie dans la périostite alvéolo-dentaire, si bien étudiée dans la remarquable thèse de notre ami le docteur Piedkiewicz (1). Nous devons reconnaître que les troubles fonctionnels sont moins accusés que l'état anatomo-pathologique aurait pu le faire supposer. Nous avons alors recherché avec soin la fréquence, la cause, la marche et surtout le meilleur traitement de cette affection.

Etiologie. — La cause primordiale essentielle est sans contredit la grossesse, mais celle-ci n'est-elle que cause prédisposante? Existe-t-il des causes occasionnelles?

Sans vouloir faire de pathogénie, sans vouloir rechercher d'une façon exacte et précise de quelle façon la grossesse retentit directement sur les gencives, nous ne croyons pas trop nous avancer en disant que c'est par l'intermédiaire de la circulation. Bien qu'on ne sache pas encore exactement aujourd'hui, malgré les travaux d'Andral, Gavarret, de Becquerel et Rodier, et ceux plus récents qui reposent sur la numération des éléments morphologiques du sang, les modifications que subit ce liquide pendant la grossesse, il est universellement reconnu que, la masse totale du sang augmentant, les congestions passives ou actives doivent être plus fréquentes, fait que l'observation confirme.

(1) Thèse inaugurale, Paris 1876.

D'autre part, il est un fait reconnu par bien des auteurs, signalé particulièrement par le docteur Delestre dans son intéressante thèse inaugurale : c'est la congestion, la tuméfaction, le ramollissement des gencives qu'on observe assez fréquemment chez les femmes pendant la période menstruelle.

Ainsi, étant établi que l'activité fonctionnelle de l'ovaire et de l'utérus peut retentir sur les organes de la mastication, et les prédispose à la congestion ou à l'inflammation, il restait à rechercher quelles conditions pourraient devenir causes occasionnelles.

Pour cela, nous avons observé avec le plus grand soin soixante-quinze femmes. Dans chaque observation se trouvent relatés : l'âge de la femme, la profession, l'état de primiparité ou de multiparité, le lieu de naissance, la durée de séjour à Paris, etc. De plus, l'état général et diathésique, les troubles du tube digestif, etc.

Chez les soixante-quinze femmes observées, nous avons trouvé quarante-cinq fois les gencives malades.

La profession ne semble avoir aucune influence, pas plus que le lieu de naissance ou la durée du séjour à Paris. Il en est de même de la constipation, qui a été quelquefois seule incriminée et que le docteur Boyaux considérait comme le principal facteur pathologique dans le gonflement chronique et fongueux des gencives chez les femmes enceintes (1).

(1) Boyaux, Thèse inaugurale, 1853.

Quant à l'état de primiparité ou de multiparité, voici ce que nous avons constaté :

Sur 75 femmes, 43 étaient multipares, 32 étaient primipares.

Chez les 43 multipares, 31 avaient les gencives malades, 12 avaient les gencives saines.

Chez les 32 primipares, 14 avaient les gencives malades, 18 avaient les gencives saines.

D'où il semble résulter que les multipares seraient bien plus exposées à cette affection que les primipares, ce qui, du reste, est absolument rationnel.

Nous devons faire remarquer aussi que, si nous avons observé quelquefois la gingivite chez les femmes présentant tous les attributs de la force et de la santé, le plus souvent nous l'observions chez des femmes dont l'état général laissait beaucoup à désirer, et chez ces dernières l'affection présentait une intensité des plus marquées.

Nous avons recherché si, dans les salles d'autres hôpitaux où sont placées les femmes malades, mais non enceintes ou récemment accouchées, nous ne pourrions pas rencontrer la même affection : cet examen nous a donné des résultats absolument négatifs.

Enfin, nous nous sommes demandé si, seule, la population nosocomiale avait le privilège de cette affection ; mais depuis nous avons rencontré les gencives malades chez un certain nombre de femmes enceintes et appartenant aux classes dites les plus élevées de la société.

En résumé, les grossesses antérieures et le mauvais état général paraissent jouer le plus grand rôle comme causes occasionnelles.

Marche. — Ainsi qu'il résulte de nos observations, l'affection débute le plus souvent vers le quatrième mois, quelquefois plus tôt, mais rarement. Après avoir causé des troubles plus ou moins accentués pendant tout le cours de la grossesse, elle disparaît un mois ou deux après l'accouchement, surtout chez les femmes qui n'allaitent pas. Nous avons constaté chez cinq nourrices, accouchées depuis six, huit et dix mois, des gingitives tellement intenses, que chez deux d'entre elles on observait l'ébranlement de presque toutes les dents. L'une de ces femmes avait déjà perdu depuis sa grossesse deux dents et l'autre trois, alors que jusque-là elles avaient eu les dents très saines, comme le prouve du reste l'absence de toute carie. Nous ne pouvons encore savoir si, en disparaissant, cette affection retentit plus ou moins tardivement sur la vitalité des dents; nos observations sont trop récentes pour cela.

Traitement. — On conçoit combien il était important de rechercher quels moyens on pourrait opposer à une affection qui non seulement retentit indirectement sur l'état général en entravant la mastication et conséquemment l'assimilation, mais encore peut amener la chute d'une ou plusieurs dents.

Nous avions à choisir parmi les antiscorbutiques conseillés depuis longtemps par tous les auteurs dans les cas de gingivite chronique ou aiguë et dans le ramollissement des gencives.

Il nous était difficile, vu le champ de nos observations, d'avoir recours au traitement général.

Nous nous sommes bornés dans tous les cas à un traitement local.

Nous avons employé successivement : la solution d'iode plus ou moins concentrée, le glycérolé de tannin, appliqués en badigeonnage sur les gencives malades, le chlorate de potasse en lavages, l'acide chromique et enfin une solution alcoolique de chloral.

La solution d'iode, le glycérolé de tannin, le chlorate de potasse, quoique produisant de bons effets, sont loin d'amener une guérison rapide.

L'acide chromique qui a fait récemment son entrée dans la thérapeutique avec le parrainage d'un des grands maîtres de l'art dentaire, est assurément dans certains cas un médicament précieux. Il agit bien, nous pourrions même dire qu'il agit trop bien, car la cautérisation qui résulte de son application est, selon nous, trop énergique, tout au moins chez les femmes enceintes ; de plus, son emploi est difficile et nécessite les plus grandes précautions, aussi le réservons-nous pour des cas spéciaux dans lesquels nous avons pu déjà du reste en apprécier les excellents effets.

La solution de chloral, dont la formule est ci-dessous, nous a toujours donné les meilleurs résultats, même dans les cas ou la teinture d'iode et le tannin, après avoir amené une légère amélioration, semblaient devoir rester définitivement impuissants.

Pr : Hydrate de chloral....
Alcoolat de cochléaria.   } Parties égales.

Voici comment nous opérions :

Si du tartre s'était déposé en assez grande quantité sur les dents, nous commencions par l'enlever, car, bien que la présence du tartre ne soit pas une cause directe et fatale de l'inflammation, agissant comme corps étranger, elle peut empêcher ou tout au moins retarder la guérison complète.

Le nettoyage de la bouche étant fait quand cela était nécessaire, la solution était appliquée tous les jours ou tous les deux jours sur le bord libre et malade des gencives, à l'aide d'un instrument dont l'extrémité enveloppée d'un bourrelet d'ouate servait de petite éponge.

Ce pansement est peu douloureux, la cautérisation légère et peu profonde, car l'eschare blanche et très superficielle qui en résulte disparaît généralement vingt-quatre ou trente-six heures après l'application.

Résultats. — Parmi les femmes atteintes de gingivite, trente furent soignées par ce traitement, vingt-cinq guérirent en moins de quinze jours. Chez deux seulement la guérison fut plus lente à obtenir, parce que, dans les deux cas, des accidents abdominaux ayant nécessité des onctions avec l'onguent napolitain, une stomatite hydrargyrique était venue se greffer sur la gingivite primitive. Malgré tout, la guérison fut complète. Chez les cinq autres, pour des raisons diverses, mais indépendantes de notre volonté, le traitement ne put être continué.

Un dernier point intéressant, croyons-nous, est à noter. En effet, le traitement semble donner des résultats aussi rapides pendant la grossesse qu'a-près l'accouchement.

Ainsi, chez neuf de nos malades la guérison fut obtenue avant l'accouchement et après un traite-ment dont la moyenne ne dépasse pas douze jours.

PIÈCES JUSTIFICATIVES

TOUTES LES OBSERVATIONS ONT ÉTÉ PRISES A LA CLINIQUE
D'ACCOUCHEMENT DE LA FACULTÉ.

Sur 75 femmes observées, 45 fois nous pûmes constate r les symptômes de la gingivite. 15 cas furent simplement constatés et non soignés.

Dans 5 autres cas, le traitement commencé ne put être continué pour des causes indépendantes de notre volonté.

25 femmes traitées complètement furent guéries, soit avant, soit après l'accouchement, et cela dans un temps relativement court, ainsi qu'on peut s'en convaincre en lisant les observations ci-jointes.

OBS. I.— La nommée J..., âgée de dix-neuf ans, née dans le département de la Creuse, habite Paris depuis dix-huit mois. Cette femme primipare est enceinte de huit mois environ. Elle est fortement constituée et jouit d'une excellente santé. La constipation dont elle se plaint a peut-être été un peu exagérée par sa grossesse, mais elle existait avant. L'examen de la bouche donne les résultats suivants : dents très saines. Pas de tartre. Cette personne est très propre et prend grand soin de ses dents. Les gencives, sans être très tuméfiées, sont d'un rouge foncé, surtout au niveau de leur bord libre, et de plus, dit la malade, saignent avec la plus grande facilité, surtout pendant la mastication. Il n'y a pas de salivation La rougeur intense du bord festonné gingival débuta vers le troisième mois de la gestation. Le traitement fut commencé le 27 juin, et le 8 juillet, bien que l'accouchement n'eût pas encore eu lieu, la guérison était complète.

Obs. II. — La nommée L..., âgée de vingt-huit ans, journalière, née en Allemagne, habite Paris depuis neuf ans.

Cette femme primipare est enceinte de huit mois environ. Elle a toujours joui d'une excellente santé. La constipation, très accusée avant la grossesse, n'est pas devenue plus opiniâtre depuis.

Examen de la bouche : toutes les dents sont saines ; les gencives sont fortement tuméfiées, ls bord libre présente un aspect fongueux bien caractérisé ; elles saignent avec une telle facilité, que la malade a pour ainsi dire continuellement du sang dans la bouche. Les deux incisives médianes inférieures sont légèrement-ébranlées. Le début de l'affection remonte, d'après le dire de cette femme, au deuxième mois de la gestation. C'est depuis cette époque que la mastication est devenue douloureuse. Traitement commencé le 7 juillet. Le 15 juillet, la guérison était complète ; l'accouchement n'avait pas encore eu lieu.

Obs. III. — La nommée M..., femme de chambre, âgée de vingt et un ans, est née dans le département de la Nièvre et habite Paris depuis deux ans.

Cette femme secondipare est enceinte de huit mois et demi environ. Elle est d'une bonne constitution, n'a jamais été malade, mais est toujours constipée, qu'elle soit ou non enceinte.

Avant sa première grossesse, elle affirme avoir toujours eu les dents saines, mais depuis ce moment elle a toujours souffert des dents et en a même perdu cinq.

Examen de la bouche : plusieurs dents sont cariées. Les gencives sont peu douloureuses, mais tuméfiées, rouges, et saignent facilement. La lésion est moins accentuée au niveau du maxillaire inférieur.

Traitement commencé le 27 juillet, guérison complète des gencives le 2 août pendant le cours de la grossesse.

OBS. IV. — La nommée L..., âgée de vingt-deux ans, domestique, née dans le Morbihan, habite Paris depuis un an.

Cette femme primipare est enceinte de huit mois et demi environ. D'une très forte constitution, elle n'a jamais été malade, mais est toujours constipée.

Examen de la bouche : toutes les dents sont saines. Les gencives sont très tuméfiées et d'un rouge pourpre. Le bord libre situé entre les deux incisives médianes supérieures est fongueux. Peu de douleurs pendant la mastication, mais écoulement de sang assez prononcé.

Traitement commencé le 27 juin : guérison complète le 13 juillet pendant le cours de la grossesse.

OBS. V. — La nommée T..., domestique, âgée de vingt-huit ans, née en Alsace, habite Paris depuis quatre ans.

Elle est au huitième mois de sa deuxième grossesse. Elle a toujours été bien portante. La constipation ne s'est montrée que depuis la grossesse actuelle. Pendant sa première gestation, elle n'a nullement souffert des dents ni des gencives.

Examen de la bouche : toutes les dents sont saines ; du tartre est accumulé en assez grande quantité au niveau du maxillaire supérieur gauche, et à ce niveau la gencive est peu tuméfiée ; la lésion est très accusée, au contraire, au niveau de la partie antérieure des deux mâchoires. Les gencives ont commencé à saigner vers le deuxième mois de la grossesse ; elles ne sont que très peu douloureuses.

Traitement commencé le 27 juin ; guérison complète le 17 juillet, pendant le cours de la grossesse.

OBS. VI. — La nommée M..., domestique, âgée de vingt-huit ans, est née dans le département des Basses-Pyrénées et habite Paris depuis un an.

Elle est au huitième mois de sa deuxième grossesse. Cette femme, très blonde, quoique n'ayant jamais été malade, paraît être très lymphatique. Pas de constipation. Elle raconte que lors de sa première grossesse, elle a beaucoup souffert dès gencives, et que, de plus, ces dernières saignaient presque continuellement. Depuis son premier accouchement, elle a perdu deux dents (deux incisives).

Examen de la bouche : au niveau de la mâchoire supérieure les dents sont légèrement érodées. Les gencives sont tuméfiées et présentent au niveau de leur bord libre un pointage rouge très foncé Elles saignent spontanément et beaucoup depuis le sixième mois.

Traitement commencé le 27 juin. Le 5 juillet, les gencives ne saignent plus. Le 9 juillet, la guérison est complète pendant le cours de la grossesse.

Obs. VII. — La nommée P..., âgée de vingt-huit ans, polisseuse, née en Amérique, habite Paris depuis douze ans.

Cette femme est au huitième mois de sa deuxième grossesse. Elle est fortement constituée et n'a jamais été malade. Il n'y a jamais eu chez elle de constipation, ni avant ni pendant ses grossesses. Lors de sa première gestation, les gencives ne furent point malades.

Examen de la bouche : bord gingival festonné, très rouge et tuméfié au niveau des deux mâchoires. Chaque dent paraît au niveau du collet, entourée d'un bourrelet. La mastication détermine des hémorrhagies abondantes et de plus est douloureuse.

Traitement commencé le 27 juin ; le 4 juillet les douleurs ont disparu, les gencives saignent très peu, et le bourrelet a beaucoup diminué. Le 8, la guérison est complète ; accouchée le 12, nous l'avons suivie avec le plus grand soin pendant les suites de couches ; il n'y a pas eu récidive.

Obs. VIII. — La nommée A..., âgée de vingt ans, lingère, est née à Paris, où elle a toujours habité. Elle est au septième mois de sa deuxième grossesse. Pendant la première gestation elle a beaucoup souffert, dit-elle, des gencives et des dents. Il n'y a pas de constipation. Constitution faible, légères traces de rachitisme.

Examen de la bouche : gencives rouges et tuméfiées. Une dent mobile en haut et une en bas. Quelques douleurs

spontanées au niveau des gencives, exaspérées par des pres-
sions même légères. Ecoulement sainguin peu abondant.

Traitement commencé le 7 juin; le 14, plus de douleurs;
les dents ébranlées sont plus solides dans leurs alvéoles.

Le 26, guérison complète.

Obs. IX. — La nommée D..., fleuriste, âgée de trente
et un ans, primipare, est enceinte de sept mois environ.
Cette femme, née à Paris et y ayant toujours demeuré, est
d'une constitution assez faible, Il n'y a point de constipation.

Examen de la bouche : les dents sont saines au niveau de
la mâchoire supérieure, mais deux sont cariées au niveau
de la mâchoire inférieure. Les dents sont incrustées de
tartre, en petite quantité, il est vrai; elles ne sont point
ébranlées.

Les gencives sont gonflées et leur bord libre est manifestement fongueux. Dans l'intervalle de chaque dent de la
mâchoire inférieure on observe de véritables bourgeons
charnus, surtout au niveau des incisives et des canines.

Sous l'influence de la mastication, les bourgeons saignent
avec abondance. Les douleurs spontanées n'existent pas,
mais la moindre pression fait beaucoup souffrir la malade.

Traitement commencé, la bouche ayant été nettoyée le
16 juin.

Le 17, les gencives sont déjà bien moins tuméfiées.

Le 19, elles ne saignent plus.

Le 22, plus de douleurs.

Le 30, guérison complète.

Obs. X. — La nommée V..., domestique, âgée de vingt
ans, née en Suisse et habitant Paris depuis quinze mois,
est à terme de sa première grossesse.

Cette femme, fortement constituée, n'est jamais constipée.

Examen de la bouche : dents saines, mais recouvertes
d'une couche de tartre assez épaisse. Les incisives inférieures remuent toutes. Les gencives sont tuméfiées, non

douloureuses et saignent pendant la mastication depuis le deuxième mois de la grossesse, nous dit la malade.

Traitement commencé cinq jours après son accouchement, le 10 août.

Guérison complète le 20 août. Non seulement les gencives ont repris leur aspect normal, mais encore les incisives ébranlées sont redevenues immobiles dans leurs alvéoles.

Obs. XI. — La nommée M..., femme de ménage, âgée de vingt huit ans, a eu déjà cinq enfants. D'une constitution assez frêle, elle n'a cependant jamais été malade. Lors de ses quatre premières grossesses, elle ne fut point constipée; la constipation ne se montra que vers le sixième mois de la cinquième. Elle est accouchée de son sixième enfant depuis quatre jours. Interrogée sur l'état de ses gencives pendant les grossesses antérieures, elle raconte que pendant les deux premières elle ne s'aperçut de rien d'anormal, mais que pendant toutes les autres elle saignait facilement en mangeant, que de plus les gencives étaient *irritées* et lui faisaient mal, mais pas assez cependant pour gêner considérablement la mastication. Pendant sa dernière, c'est-à-dire la sixième, à partir du septième mois, la mastication devint tellement pénible, que cette pauvre femme voyait arriver l'heure du repas avec effroi.

Examen de la bouche : dents saines, mais les incisives supérieures et inférieures sont ébranlées et remuent dans leurs alvéoles avec la plus grande facilité. Il n'y a pas de tartre.

Les gencives sont tuméfiées, le bord libre est fongueux; il y a contact et non adhésion des gencives aux dents. Le décollement est tellement marqué, qu'on peut apercevoir, en déprimant légèrement, le bord des alvéoles.

Le traitement est commencé le 19 mai.

Le 25, les douleurs ont disparu.

Le 1er juin, les gencives ont repris leur aspect normal; elles ne saignent plus. Les dents ont recouvré leur solidité.

Partie complètement guérie.

Obs. XII. — La nommée D..., cuisinière, âgée de vingt-quatre ans, est sur le point d'accoucher de son premier enfant. D'une bonne constitution, elle n'a jamais souffert des dents ni des gencives; elle est constamment constipée.

Examen de la bouche : dents saines, du tartre s'est accumulé du côté gauche, cette femme ayant l'habitude de ne manger que d'un seul côté.

Les gencives sont tuméfiées, légèrement fongueuses, mais offrent une teinte blanchâtre au niveau de leur bord libre. De gros bourgeons charnus semblent avoir été greffés dans l'intervalle des incisives.

Ecoulement sanguin considérable, douleur assez vive pendant la mastication.

Ces différents symptômes ne s'accusèrent guère que vers le sixième mois de la grossesse.

Traitement commencé le 19 mai.

Accouchement le 20, suspension du traitement, qui ne fut repris que le 24.

Le 30, les douleurs ont cessé.

Le 6 juin, les gencives ne saignent plus.

Le 10 juin, guérison complète.

Obs. XIII. — La nommée D..., lingère, âgée de vingt-six ans, née en Picardie, hab tant Paris depuis douze ans, est accouchée depuis deux jours de son troisième enfant.

Elle n'a jamais été constipée ni avant ni pendant ses grossesses.

Examen de la bouche : les trente-deux dents bien rangées sont saines et très belles.

Il n'y a pas trace de tartre.

Les gencives tuméfiées sont extrêmement douloureuses. Le bord libre fongueux laisse écouler du sang, même en dehors de la mastication.

Cet ensemble de symptômes ne s'est montré que du septième au huitième mois.

Traitement commencé le 19 mai. L'hémorrhagie gingivale cesse le 24.

Le 29, les gencives ont repris leur aspect normal.

Guérison complète le 1er juin.

Obs. XIV. — La nommée M..., blanchisseuse, âgée de vingt-deux ans, est accouchée depuis quelques jours de son deuxième enfant. Cette femme n'est jamais constipée. La première grossesse n'a amené aucun trouble notable du coté des gencives.

Pendant le cours de la deuxième les symptômes morbides furent peu accusés. Ce n'est que depuis l'accouchement que des douleurs vives se font sentir au niveau des gencives.

Examen de la bouche : dents saines, mais recouvertes de tartre. Decollement assez prononcé. Les gencives sont surtout tuméfiées et présentent un bord festonné très rouge au niveau des incisives supérieures et inférieures, là où cependant il n'y a pas de tartre. Léger écoulement sanguin pendant la mastication.

Traitement commencé le 21 mai.

Le 24, les gencives ne saignent plus.

Le 29, elles présentent un aspect presque normal.

Le 1ᵉʳ juin, disparition des douleurs.

Guérison complète le 5 juin.

Obs. XV. — La nommée B..., domestique, âgée de vingt-quatre ans, est accouchée depuis quelques jours de son deuxième enfant.

Cette femme, très bien portante du reste, prenant grand soin de sa bouche, raconte que les gencives la firent beaucoup souffrir pendant sa première grossesse. A la suite de son accouchement, elle perdit deux dents; il n'y a chez elle aucune trace de scrofule. Pas de constipation.

Pendant sa deuxième grossesse, elle vit se reproduire, surtout à partir du sixième mois, les mêmes symptômes qu'elle avait observés pendant la première.

Examen de la bouche : les dents sont propres; les gencives sont fongueuses, très douloureuses et saignent beaucoup.

Traitement commencé le 23 mai.

Les douleurs ont cessé le 30 mai.

Guérison complète le 3 juin.

Obs. XVI. — La nommée E..., âgée de vingt ans, domestique, née à Paris, est à terme de sa deuxième grossesse.

Cette femme, bien constituée, raconte que pendant sa première grossesse, elle fut très constipée et ne souffrit nullement des gencives.

Pendant le cours de la grossesse actuelle, la constipation disparut complètement et cependant des symptômes morbides se montrèrent du côté des gencives à partir du quatrième mois.

Examen de la bouche, dents saines, il y en a seize à la mâchoire supérieure et quinze à l'inférieure, une dent de sagesse n'ayant pas encore accompli son évolution. Les gencives sont tuméfiées et fongueuses au niveau de toutes les dents. Elles saignent même quand cette femme parle. Les incisives inférieures sont fortement ébranlées.

Traitement commencé le 1ᵉʳ juin.

Le 4 juin, accouchement.

Traitement repris le 7 juin.

Le 11, mieux sensible.

Le 20 guérison complète. Les gencives ont repris leur solidité.

Obs. XVII. — La nommée M..., âgée de vingt-neuf ans, couturière, née dans le département de l'Orne, habitant Paris depuis six ans, est à terme de sa première grossesse.

Cette femme, d'une bonne constitution, n'a jamais été malade et n'est pas constipée.

Examen de la bouche : dents saines ; les gencives sont très rouges et tuméfiées d'une façon générale. Mais au niveau des incisives supérieures existent de gros bourgeons charnus ; les dents correspondantes sont ébranlées.

Les douleurs sont très vives, et l'écoulement sanguin assez considérable depuis le troisième mois de la gestation.

Traitement commencé le 7 juillet.

Guérison complète le 28 juillet.

Obs. XVIII. — La nommée M..., brodeuse, âgée de dix-sept ans, née à Paris et y ayant toujours habité, est à terme de sa première grossesse.

Quoique manifestement scrofuleuse, cette femme n'a jamais souffert des dents. Elle n'est pas constipée.

Examen de la bouche : toutes les dents sont saines et solides ; les gencives sont fongueuses, saignent beaucoup, mais ne sont point douloureuses.

Traitement commencé le 20 juin.

Accouchement le 21,

Traitement repris le 23.

Guérison complète le 1er juillet.

Obs. XIX. — La nommée E..., femme de ménage, âgé de vingt-huit ans, habitant Paris depuis quatre ans, est au huitième mois de sa première grossesse. Cette femme, fortement constituée, n'a jamais été malade. Elle a toujours été constipée.

Les douleurs au niveau des gencives ont commencé avec la grossesse.

Examen de la bouche : les dents sont recouvertes d'une couche limoneuse noirâtre ; elles ressemblent aux dents des fumeurs. Il y a un peu de tartre du côté droit. Presque toutes les dents remuent.

Les gencives sont régulièrement tuméfiées ; elles saignent facilement, sont si douloureuses, que cette femme ne peut manger qu'avec la plus grande peine.

Traitement commencé le 16 juin.

Le 26 mieux sensible, les douleurs sont moins vives.

Le 28, accouchement.

Traitement repris le 1er.

Guérison complète le 7 juillet.

Obs. XX. — La nommée B..., âgée de vingt-deux ans, couturière, habitant Paris depuis quatorze ans, est à terme de sa première grossesse. Cette femme, d'apparence assez frêle, n'a jamais été malade ; elle n'est pas constipée.

Elle raconte qu'étant enceinte de deux mois, elle commença à souffrir des gencives ; aujourd'hui ces dernières saignent avec une telle abondance, que la malade se figure que ce sang vient du nez et lui tombe dans la bouche.

Examen de la bouche : les dents sont saines ; les gencives

tuméfiées sont recouvertes de bourgeons charnus, qui relèvent presque à la hauteur du bord libre de chaque dent.

Les incisives centrales sont très mobiles dans leurs alvéoles.

Traitement commencé le 17 juin.

Mieux très accusé le 23.

Accouchement le 24.

Traitement repris le 28.

Guérison complète le 14 juillet.

Obs. XXI. — La nommée R..., âgée de vingt-deux ans, lingère, née dans le département de la Meurthe et habitant Paris depuis quinze ans, est accouchée de son premier enfant il y a deux jours.

Elle n'est pas constipée.

Les gencives sont devenues malades au début de la gestation.

Examen de la bouche : dents saines. Les gencives sont très rouges, mais la muqueuse gingivale est parfaitement lisse ; elles ne saignent que depuis un mois et peu.

Traitement commencé le 28 juin.

Guérison complète le 10 juillet.

Obs. XXII. — La nommée B..., couturière, née dans le département de Seine-et-Marne, habitant Paris depuis quatre ans, est accouchée, il y a quinze jours, de son premier enfant.

Elle n'est pas constipée.

Les gencives sont devenues douloureuses vers le septième mois de la gestation.

Examen de la bouche : dents saines, mais les incisives inférieures sont très mobiles, les gencives sont très rouges, mais ne sont tuméfiées qu'au niveau des incisives mobiles.

Le décollement est du reste manifeste en ce point.

Pas d'écoulement sanguin, même pendant la mastication.

Traitement commencé le 12 juillet.

Le 17, le raffermissement des gencives est très notable.

Le 22, guérison complète.

Obs. XXIII. — La nommée W..., née en Belgique, âgée de dix-sept ans, habitant Paris depuis quinze jours, est accouchée, il y a deux jours, de son premier enfant.

Cette femme d'une constitution lymphathique, n'a jamais été malade ; elle n'est pas constipée.

Elle raconte que ses gencives sont douloureuses et saignantes depuis le cinquième mois de sa gestation.

Examen de la bouche : dents saines ; les gencives, boursouflées. rouges, ont envahi presque toute la couronne des dents. Quelques bourgeons charnus au niveau des incisives supérieures.

Traitement commencé le 11 juillet.
Le 16, les douleurs ont disparu.
Le 20 juillet, guérison complète.

Obs. XXIV. — La nommée R..., âgée de trente ans, née dans le département d'Eure-et-Loir et habitant Paris depuis quinze jours, est accouchée, il y a trois jours, de son deuxième enfant.

Cette femme, peu vigoureuse, raconte qu'elle a été souffrante dans son enfance. Elle n'est pas constipée.

Elle a beaucoup souffert des dents, dit-elle, pendant sa première grossesse et peu après son accouchement ; elle perdit l'incisive centrale inférieure droite. Elle est *tombée bonne*, nous dit cette femme.

Les douleurs gingivales ont disparu cinq mois après son accouchement, mais elles sont revenues vers le troisième mois de sa nouvelle grossesse et saignent beaucoup, surtout depuis le sixième mois.

Examen de la bouche : dents saines, les gencives sont tuméfiées, mais ébranlées, et recouvertes de nombreux bourgeons charnus. Elles sont décollées au niveau des incisives supérieures et inférieures.

Traitement commencé le 30 juin.

Guérison complète des gencives et solidité absolue des dents mobiles le 15 juillet.

Obs. XXV. — La nommée L..., cuisinière, âgée de trente-huit ans, née à la Havane et habitant Paris depuis trente ans, est à terme de sa quatrième grossesse. D'un forte constitution, elle n'accuse aucune maladie pendant son enfance. Elle n'a jamais été constipée, ni avant ni pendant ses grossesses.

Cette femme descendit du dortoir où elle avait été placée la veille, pour demander des aliments liquides ou hachés, car elle ne pouvait mâcher quoi que ce soit.

Examinée avec soin, voici ce qu'elle nous raconta : jusqu'au moment de sa première grossesse, elle n'avait jamais souffert des dents, mais le deuxième mois de sa première gestation, les gencives devinrent douloureuses, les dents s'ébranlèrent, et une d'entre elles tomba aussitôt après son accouchement. C'était, d'après ses renseignements, la première molaire inférieure droite.

Quelques mois après, les gencives devinrent moins douloureuses, ne saignèrent plus et tout rentra dans l'ordre jusqu'à la deuxième grossesse. A cette époque, réapparition des mêmes symptômes, mais cette fois elle perdit, pendant le cours même de sa grossesse, deux dents.

Nouvelle cessation des symptômes quatre mois après l'accouchement.

Troisième grossesse, les phénomènes morbides s'accusent de plus en plus, les dents s'égrènent pour ainsi dire sans se carier. Cette troisième gestation lui coûte six dents.

Dès le quatrième mois de la grossesse actuelle, les symptômes se montrent plus accusés que jamais ; douleurs, hémorrhagie se montrent plus intenses encore que dans les grossesses antérieures. Elle a perdu cinq dents depuis cinq mois.

En examinant la bouche, voici ce que nous constatons : il reste huit dents à la mâchoire inférieure et neuf à la mâchoire supérieure ; ces dents, quoique fortement ébranlées, paraissent absolument saines. A ce moment, la malade, pour nous montrer combien ses dents sont peu solides, saisit avec ses doigts la canine inférieure droite, qui proémine considérablement, et l'*enlève* malgré nos observations. Les gencives, d'aspect bleuâtre, sont considérablement tuméfiées et extrêmement sensibles.

Traitement commencé le 24 mai.

Accouchée le 27.

Seize jours après son accouchement, elle partait avec les gencives indolores et les dents solidifiées.

Paris. — Imprimerie Alcan-Lévy, 24, rue Chauchat.

PARIS — IMPRIMERIE ALCAN-LÉVY, 24, RUE CHAUCHAT